VORWORT 3

WAS IST MAKULADEGENERATION? 5

WELCHE RISIKOFAKTOREN GIBT ES? 6

WELCHE BEHANDLUNGEN GIBT'S BEIM ARZT?.7

WELCHE THERAPIEN SIND NEU? 8

1. DIE HORMONERSATZTHERAPIE...................8

2. AUGENFREUNDLICHE ERNÄHRUNG 12

WELCHE AUGEN-VITAMINE HELFEN? 13

VITAMIN D HOCH DOSIERT.........................14

ZUSÄTZLICHE MASSNAHMEN 22

ERSTELLEN SIE EINEN BEHANDLUNGSPLAN....23

BEISPIEL: BEHANDLUNGSPLAN FÜR HELENE ..24

EINKAUFSMÖGLICHKEITEN FÜR 33

VITAMIN D..33

MAGNESIUM 35

OMEGA 3 37

MELATONIN 40

JOD 40

AUGENVITAMINE......................................41

DHEA 42

EIN AUSBLICK IN DIE ZUKUNFT.....................43

NACHWORT 44

Herzlich willkommen zu diesem Ratgeber, der Ihnen helfen soll, Ihre Augengesundheit zu schützen und zu verbessern. Altersbedingte Makuladegeneration kann eine Herausforderung darstellen, aber es gibt viele Möglichkeiten, aktiv etwas für Ihr Wohlbefinden zu tun.

Dieses Buch ist als Unterstützung gedacht, damit Sie einfach und verständlich die besten Maßnahmen kennenlernen, um Ihre Sehfähigkeit so lange wie möglich zu erhalten. Sie werden erfahren, wie Sie mit einfachen Mitteln und Nahrungsergänzungen positive Veränderungen bewirken können.

Bitte nehmen Sie sich Zeit, die Vorschläge in diesem Buch in Ruhe zu lesen und Schritt für Schritt in Ihren Alltag zu integrieren. Jede noch so kleine Änderung kann große Auswirkungen haben.

Wir hoffen, dass Ihnen die Lektüre Freude bereitet
und Ihnen hilft, Ihre Augen gesund zu halten. Ihr
Wohlbefinden liegt uns am Herzen.

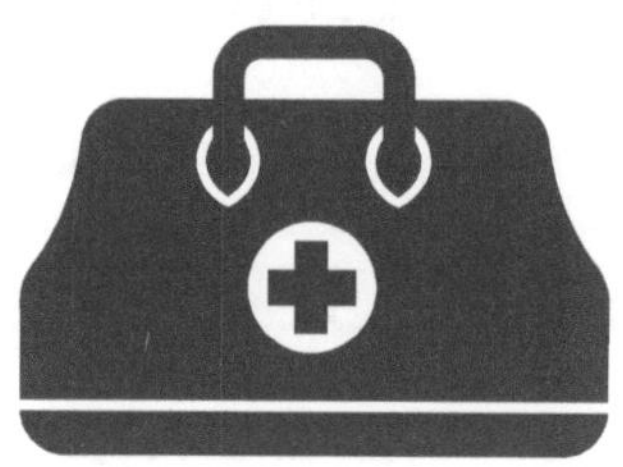

WAS IST MAKULADEGENERATION?

Diese Krankheit beginnt mit einer Verschlechterung der Sicht. Zunächst wirkt es nicht so dramatisch, wenn tatsächlich gerade Linien, wie zum Beispiel der Rand eines Bilderrahmens, gebogen erscheinen.

Auch das Auftreten von dunklen Flecken ist noch akzeptabel, doch beim Fortschreiten der Krankheit bleibt nur noch Hell und Dunkel als Gegensatz erkennbar. Die völlige Blindheit ist das Endstadium der »Altersbedingten Makuladegeneration« oder kurz: »AMD«.

Die Hälfte der Betroffenen wird sechs Jahre nach ihrer Diagnose blind sein.

Die altersbedingte Makuladegeneration ist die häufigste Ursache für irreversible Sehstörungen und Blindheit bei Europäern ab 60 Jahren.

Die zwei Arten von AMD – nass und trocken – werden unterschiedlich behandelt, aber jeder Arzt wird dem Erkrankten sagen: »Es ist keine Heilung für AMD bekannt.«

Was wenig vermittelt wird, ist die Tatsache, dass inzwischen faszinierende Therapien und natürliche Maßnahmen entdeckt wurden, die das Fortschreiten der Krankheit verringern können.

WELCHE RISIKOFAKTOREN GIBT ES?

- Herz-Kreislauf-Erkrankungen

- Bluthochdruck

- Rauchen

- Blaulicht und UV-Licht

- Zu wenig B-Vitamin und Carotinoide

- Zu viel gesättigte Fettsäuren und Transfette

- Erhöhte Homocystein- und C-reaktive Proteinspiegel

- für Kaukasische Menschen wahrscheinlicher als
  für Afrikanische

WELCHE BEHANDLUNGEN GIBT'S BEIM ARZT?

- Ergänzung mit antioxidativen Vitaminen, Caroti-
  noiden und Zink
- Injektionen von Inhibitoren des anti-vaskulären
  endothelialen Wachstumsfaktors Anti-VEGF wie
  Macugen, Lucentis oder Avastin
- Photodynamische Therapie
- Laserphotokoagulation
- Sehhilfen wie implantierbare Miniatur-Teleskope

WELCHE THERAPIEN SIND NEU?

1. DIE HORMONERSATZTHERAPIE

Untersuchungen haben gezeigt, dass das Hormon Dehydroepiandrosteron DHEA bei Patienten mit AMD ungewöhnlich niedrig ist (Bucolo 2005).

Es wurde gezeigt, dass DHEA die Augen vor oxidativen Schäden schützt (Tamer 2007). Da die Makula Hormone benötigt, um zu funktionieren, geht eine neue aufkommende Theorie davon aus, dass niedrige Sexualhormonspiegel im Blut dazu führen, dass die Netzhautmakula Cholesterin ansammelt, um ihre eigenen Hormone zu produzieren (Dzugan 2002).

Die Hormonersatztherapie hatte bei kaukasischen und lateinamerikanischen Frauen einen positiven Effekt auf die AMD. (Edwards 2010).

Die Wiederherstellung eines optimalen Hormonhaushalts mit bioidentischen Hormonen kann sowohl für Männer als auch für Frauen eine wirksame neue Behandlung sein.

Für die Behandlung der AMD notwendig sind:

• DHEA

• Melatonin

DHEA RICHTIG ANWENDEN

DHEA ist ein Hormon, das von der chemischen Struktur her dem Vitamin D sehr ähnlich ist. Es ist sehr preiswert und in USA in jedem Supermarkt zu kaufen. In Europa ist es verboten, DHEA außerhalb der EU einzukaufen. Es kann passieren, dass der Zoll deine Ware vernichtet und dir eine Strafe androht. Falls du betroffen sein solltest: Wer in der Vergangenheit einen Bluttest vorlegen konnte, der einen DHEA-Mangel aufzeigte, kam straffrei davon. Der sichere Weg für deine DHEA-Bestellung ist innerhalb der EU, zum Beispiel bei "vitamarket.net" oder bei »bono.de«. Falls dir eine Online-Bestellung nicht zusagt: Du bekommst DHEA in jeder deutschen Apotheke. Dafür kannst du dir vom Hausarzt ein Privatrezept ausstellen lassen. Es kostet auf diesem Weg circa 70.- Euro für 180 Stück.

Ab 40 Jahren	für Frauen: 15 mg jeden Abend
	für Männer: 25 mg jeden Abend
Ab 55 Jahren	für Frauen: 25 mg jeden Abend
	für Männer: 50 mg jeden Abend
Ab 70 Jahren	für Frauen: 50 mg jeden Abend
	für Männer: 100 mg jeden Abend

MELATONIN RICHTIG ANWENDEN

Mehrere Studien haben gezeigt, dass viele Bereiche des Auges Melatoninrezeptoren aufweisen (Rastmanesh 2011; Lundmark 2006). In einer klinischen Studie erhielten 100 Patienten mit trockener oder nasser AMD vor dem Schlafengehen 3 mg Melatonin. Diese Behandlung verhinderte einen weiteren Verlust des Sehvermögens.

Nach sechs Monaten hatte sich die Sehschärfe nicht verringert und die Mehrheit der Patienten hatte bei der Untersuchung weniger pathologische Makulaveränderungen (Yi 2005).

Melatonin ist sehr preisgünstig und die Kapseln sind angenehm klein. Wer Melatonin versehentlich morgens einnimmt, wird eine unerklärliche Müdigkeit bemerken. Am Abend eingenommen sorgt Melatonin für einen ruhigen und erholsamen Schlaf.

Ab 30 Jahren	1 mg jeden Abend
Ab 40 Jahren	3 mg jeden Abend
Ab 55 Jahren	3 bis zu 6 mg jeden Abend

Quelle: https://www.lifeextension.com/protocols/eye-ear/macular-degeneration

- Essen Sie gelbes und oranges Obst.

- Essen Sie gelbes, oranges und dunkelgrünes Gemüse.

- Anthocyanidine und Cyanidin-3-glucosid, die in Heidelbeeren gefunden wurden, haben in präklinischen Studien gezeigt, dass sie die Gesundheit der Augen schützen.

- Ergänzen Sie Ihre Ernährung mit reichlich Hühner-Fleisch. Essen Sie mehr als drei Mal pro Woche Hühnchen anstelle von rotem Fleisch.

- Hören Sie auf zu rauchen.

WELCHE AUGEN-VITAMINE HELFEN?

VITAMIN A + C + E + ZINK + KUPFER

Die größte und wichtigste Studie ergab, dass diese Kombination von Nährstoffen bei den meisten Patienten das Fortschreiten der AMD verzögert.

Empfehlenswert ist hierfür ein hochwertiges Multivitamin-Präparat. Das ist preisgünstiger, als jede Substanz einzeln anzuwenden.

B-VITAMINE

Erhöhte Homocysteinspiegel und gleichzeitig niedrige B-Vitaminspiegel erhöhen bei älteren Erwachsenen das Risiko für die altersbedingte Makuladegeneration. Besonders bei Erwachsenen mit kardiovaskulärem Risiko ist die Einnahme von B-Vitaminen sichtbar wirksam.

B-Vitamine sind ebenfalls in jedem hochwertigen Multivitamin enthalten.

Selen und Liponsäure

Selen, ein essentielles Spurenelement, ist ein Bestandteil des antioxidativen Enzyms Glutathionperoxidase, das wichtig ist, um das Fortschreiten von AMD und anderen Augenerkrankungen, einschließlich Katarakt und Glaukom, zu verlangsamen (Head 2001; King 2008). Bei Mäusen schützte eine erhöhte Expression von Glutathionperoxidase vor oxidativ induzierter Netzhautdegeneration (Lu 2009).

Selen mit 200 mcg ist ebenfalls in jedem hochwertigen Multivitamin enthalten, zum Beispiel hier:

https://www.lifeextensioneurope.com/two-per-day-tablets-120-tabs

Vitamin D hoch dosiert

Langjährige Studien haben bewiesen, dass 2000 IU Vitamin D kombiniert mit 1 Gramm Fischöl pro Tag NICHT ausreichend sind, um diese Krankheit zu stoppen.

Ein deutscher Augenarzt entdeckte, dass man mit einem Vitamin-D-Spiegel von 120 mg/ml das Fortschreiten der Makuladegeneration stoppen kann.

Ich finde, jeder Betroffene sollte dieses Wissen nutzen, insbesondere, weil Vitamin D nebenwirkungsfrei und sehr preisgünstig ist.

OMEGA-3-FETTSÄUREN

Unabhängig von der Anwendung mit Augen-Vitaminen ist eine höhere Aufnahme von DHA und EPA mit einem geringeren Risiko für ein Fortschreiten der fortgeschrittenen AMD verbunden.

DHA und EPA sind in Fischöl und auch in Krillöl enthalten. Für Veganer gibt es reine DHA/EPA-Kapseln, die aus Algen hergestellt werden.

5 Gramm Fischöl täglich ist eine therapeutisch wirksame Menge. Eine geringere Dosierung birgt das Risiko, dass die volle Wirk-Möglichkeit nicht ausgeschöpft wird.

Wer keine 5 Kapseln pro Tag schlucken mag:

Es gibt flüssiges Fischöl, bei dem man mit 2 1/2 Esslöffel pro Tag auskommt.

Eine Alternative, die vermutlich ebenso wirksam sein sollte, ist Krillöl. Diese Kapseln sind etwa halb so groß wie Fischöl-Kapseln und wirken appetitlicher mit ihrer leuchtend roten Farbe.

Die Forschungen zu Krillöl sind noch sehr jung. Man glaubt, dass Krillöl die gleichen positiven Eigenschaften wie Fischöl hat, davon aber weniger Gramm benötigt werden für den gleichen Effekt.

Da es Krillöl kombiniert mit Astaxanthin gibt, können Sie einen ähnlichen Effekt erwarten, wie er klassischerweise mit den Augen-Vitaminen verbunden ist. Astaxanthin ist strukturell verwandt mit den Carotinoiden β-Carotin, Zeaxanthin und Lutein.

L-CARNOSIN

L-Carnosin ist wichtig, um die Zellen vor Schäden durch freie Radikale zu schützen. Als Salbe oder Tropfen angewendetes L-Carnosin verbessert die Sehschärfe, Blendung und Linsentrübung bei Menschen (und Tieren) mit fortgeschrittenem Katarakt.

Coenzym Q10

Coenzym Q10 kann die Augen vor Schäden durch freie Radikale schützen. Die kombinierte Einnahme von CoQ10, Acetyl-L-Carnitin und Omega-3-Fettsäuren stabilisierte die Sehfunktionen bei Patienten mit früher altersbedingter Makuladegeneration.

Coenzym Q10 wird für den Erhalt der Herzgesundheit ohnehin ab vierzig Jahren fürs Anti-Aging empfohlen.

Es gibt verschiedene Coenzym Q10 – Produkte. Kapseln mit 30 mg pro Tag sind »zu schwach«. Achten Sie darauf, dass 100 mg pro Tag enthalten sind. Nur Herzkranke, die Statine einnehme , brauchen 200 mg pro Tag.

Reservatol

Reservatol ist mit etwa 18 Euro pro Monat ein gutes zusätzliches Mittel, das insbesondere bei der »nassen« AMD helfen kann:

https://www.lifeextensioneurope.de/optimized-resveratrol-60-capsules-life-extension

GINKGOBILOBA

Ginkgobiloba ist mit etwa 50 Euro pro Jahr ein preisgünstiges Zusatz-Produkt zum Erhalt Augengesundheit und weiteren Anti-Aging-Vorteilen:

https://www.lifeextensioneurope.com/ginkgo-biloba-certified-extract

TRAUBENKERNEXTRAKT

Wissenschaftliche Studien haben gezeigt, dass Traubenkernextrakt eine Schutzwirkung bei AMD hat und die Augengesundheit verbessern kann.

CAROTINOIDE

Auch eine fortgeschrittene AMD kann rückgängig gemacht werden durch die Carotinoide Lutein, Zeaxanthin und Meso-Zeaxanthin (Richer 2004).

Im Gegensatz zu Lutein und Zeaxanthin kommt Meso-Zeaxanthin nicht in der Nahrung vor (Bone 2007).

Es wurde gezeigt, dass Patienten mit Makuladegeneration 30% weniger Meso-Zeaxanthin in ihrer

Makula haben als Personen mit gesunden Augen (Quantum Nutritionals). Als Augen-Vitamin-Kapsel eingenommen erhöht Meso-Zeaxanthin effektiv die Pigment-Konzentration in der Makula (Bone 2007).

Für dieses nicht über die Ernährung regelbare Problem gibt es Kapseln, von denen man täglich eine einnimmt.

Die beste Qualität hier zu bekommen:

https://www.lifeextensioneurope.de/macuguardr-ocular-support-with-astaxanthin-60-softgels

Eine Alternative für jeden, der noch mehr für seine Gesundheit tun möchte: Der »Health Booster« enthält alle Augenschutz-Vitamine zusammen mit der optimalen Menge an Vitamin K.

https://www.lifeextensioneurope.de/once-daily-health-booster-60-gels

Zum Vergleich hier zwei deutsche Produkte:

1. »<u>CentroVision Lutein</u>« mit diesem Inhalt pro
    Tag:

- Vitamin C 60 mg / im Multivitamin: 470 mg

- Vitamin E 20 mg / im Multivitamin: 67 mg

- Riboflavin 2,1 mg / im Multivitamin: 50 mg

- Zink 10 mg / im Multivitamin: 25 mg

- Kupfer 250 µg / im Multivitamin NICHT drin,
  weil Kupfer bei bestimmten anderen, wenngleich
  auch seltenen, Krankheiten nicht eingenommen
  werden darf

- Lutein 15 mg / im Multivitamin: 11,12 mg

- Omega-3-Fettsäuren 140 mg / in 1 g Fischöl: 600 mg

- Zeaxanthin 1000 mcg / im Multivitamin zu wenig:
  155 mcg, deswegen am besten zusätzlich den
  »Health-Booster« anwenden

2. »<u>Ocuvite Lutein Plus</u>« mit diesem Inhalt pro Tag:

- Vitamin C 180 mg / im Multivitamin: 470 mg

- Vitamin E 30 mg / im Multivitamin: 67 mg

- Riboflavin 2,1 mg / im Multivitamin: 50 mg

- Zink 15 mg / im Multivitamin: 25 mg

- Kupfer 250 µg / im Multivitamin NICHT drin, weil Kupfer bei bestimmten anderen, wenngleich auch seltenen, Krankheiten nicht eingenommen werden darf.

- Lutein 10 mg / im Multivitamin: 11,12 mg

- Omega-3-Fettsäuren 140 mg / in 1 g Fischöl: 600 mg

- Zeaxanthin 2000 mcg / im Multivitamin zu wenig: 155 mcg, deswegen am besten zusätzlich den »Health-Booster« anwenden

An den beiden Beispielen oben kann man ablesen, dass man mit dem hochwertigen Multivitamin

https://www.lifeextensioneurope.com/two-per-day-tablets-120-tabs

in Kombination mit Fischöl deutlich besser versorgt ist, als mit den geläufigen Apotheken-Augen-Produkten.

ZUSÄTZLICHE MASSNAHMEN

BLAULICHT VERMEIDEN

Wählen Sie eine helle Neonbeleuchtung mit der Lichtfarbe "Null" im Büro, damit für den Bildschirm selbst eine geringere Helligkeit gebraucht wird.

Aktivieren Sie am Computer den Blaulicht-Filter so weit, dass ein weißes Blatt aussieht wie Recycling-Papier. Das ist erfahrungsgemäß mit einer 80 % Blaulichtfilter-Einstellung zu erreichen.

Außerden:

Tragen Sie eine moderne Brille mit SuperEntspiegelung und mit integriertem Blaulichtfilter.

ERSTELLEN SIE EINEN BEHANDLUNGSPLAN

Sie können alle hier vorgestellten Maßnahmen gleichzeitig durchführen.

Dieser Anspruch könnte jedoch viele Menschen in Angst und Schrecken versetzen, weil die Kosten und die Mühe über-groß erscheinen.

Eine kleine Selbstüberlistung hilft, um überhaupt mit einer Selbst-Behandlung zu beginnen:
Fangen Sie klein an.

Sobald Sie sich an die wichtigsten Tabletten, Pulver und Tropfen gewöhnt haben, können Sie jederzeit weitere Maßnahmen hinzufügen.

BEISPIEL: BEHANDLUNGSPLAN FÜR HELENE

Als Beispiel dient hier ein Behandlungsplan für eine Triathlon-Sportlerin mit 54 Kilogramm, die noch nie Nahrungsergänzungsmittel oder Medikamente eingenommen hat. Ihre Kropf-Diagnose vor Jahren führte zu keiner Behandlung, weil ihr Arzt der Meinung war: »In Bayern hat jeder so einen kleinen Kropf. Das ist ganz normal, da braucht man nichts zu machen.« Ihre schockierende Diagnose AMD mit 63 Jahren hat mich dazu veranlasst, für sie alle wissenschaftlichen Erkenntnisse zusammenzutragen, um ihr Leid zu lindern.

Ich hatte einige Jahre zuvor gelesen, dass ein deutscher Augenarzt die revolutionäre Entdeckung gemacht hat, dass man die altersbedingte Makuladegeneration stoppen kann, wenn man einen Vitamin-D-Spiegel von 120 ng/ml aufrecht erhält.

Ausgehend von dieser Information hat Helene sofort damit begonnen, Vitamin D und den dazugehörigen Aktivator Magnesium einzunehmen. Ich war in Sorge, ob eine so kleine Intervention tatsächlich zum Erfolg führen könnte. Helene war damit einverstanden, gleich auch noch Melatonin und Jod hinzuzufügen, zumal diese beiden Mittel sehr preiswert sind.

Nach einigen Wochen konnte Helene sich überwinden, ebenfalls Fischöl hinzuzufügen, leider nur mit einem Gramm pro Tag.

Trotz dieser wenigen Maßnahmen ist bei Helene tatsächlich nach 4 1/2 Monaten eine SEHVERBESSERUNG eingetreten! Damit hatten wir beide nicht wirklich gerechnet.

Hier erzählt Helene im Video, wie sie die Verbesserung ihrer Sehfähigkeit bemerkt und getestet hat:

https://www.kathrindreusickebooks.com/referenzen?pgid=lc0hiqw9-1e7c215e-e617-44b7-b166-a0-ca3e06a928

Damit das Wissen um Helenes Wunderheilung nicht verloren geht, habe ich in die Tabelle unten alles eingetragen, was Helene unternommen hat, um dieses sensationelle Heilungsergebnis zu erhalten.

Das Jod wurde hier absichtlich sehr langsam gesteigert, weil eine Schilddrüse, die über Jahrzehnte hinweg unter Mangel gelitten hat, sich besser regenerieren kann, wenn sie sich langsam steigernd an den neuen Jod-Wohlstand gewöhnen kann.

Das Vitamin D ist hier absichtlich am Anfang sehr hoch, weil jeder Vitamin-D-Mangel eine sehr hohe Anfangs-Dosierung benötigt.

Magnesium ist von Anfang an dabei, weil das passive Vitamin-D-3 in Tablettenform ohne eine ausreichende Magnesium-Versorgung nicht aktiviert werden kann. Nierenkranke benötigen aktives Vitamin D, das für Gesunde nicht empfohlen wird, weil es schwieriger ist, die passende Dosierung zu bestimmen. Gesunde Nieren wandeln das passive Vitamin-D-3 je nach Bedarf in aktives Vitamin D um.

Ich selbst empfehle Helenes Behandlungsplan als MINDEST-Maßnahme. Wäre ich selbst betroffen, würde ich sofort auf 5 Gramm Fischöl täglich erhöhen und auch beim Melatonin gleich die höchstmögliche Dosierung von 6 mg einnehmen. Dazu würde ich selbst DHEA, das beste Multivitamin und zusätzlich das beste Augenvitamin hinzufügen.

Ich weiß, das klingt zunächst sehr aufwendig, doch sobald alle Mittelchen in der Küche bereit stehen, braucht man sie nur noch wöchentlich in einen Tabletten-Organizer einzusortieren.

Wenn die Tabletten-Dose stets neben dem Wasserglas bereit liegt, denkt man in der Regel auch an die Einnahme, und es wird zu einer Gewohnheit, die nicht mehr anstrengend ist.

Der folgende Beispiel-Behandlungsplan soll als Basis dienen. Weitere Anpassungen und Ergänzungen können nach Bedarf erfolgen.

Beispiel-Behandlungsplan – kostengünstig

Datum	Einnahme von
Tag 1	Vitamin D __200.000__ IU + 500 mg Magnesium + 3 mg Melatonin + 1,83 mg Jod
Tag 2	Vitamin D 200.000 IU + 500 mg Magnesium + 3 mg Melatonin
Tag 3	Vitamin D 200.000 IU + 500 mg Magnesium + 3 mg Melatonin
Tag 4	Vitamin D 200.000 IU + 500 mg Magnesium + 3 mg Melatonin
täglich	Vitamin D __50.000__ IU + 500 mg Magnesium + 3 mg Melatonin
	Vitamin D 50.000 IU + 500 mg Magnesium + 3 mg Melatonin
	Vitamin D 50.000 IU + 500 mg Magnesium + 3 mg Melatonin
Woche 2	Vitamin D __50.000__ IU + 500 mg Magnesium + 3 mg Melatonin + 1,83 mg Jod
	Vitamin D 50.000 IU + 500 mg Magnesium + 3 mg Melatonin
	Vitamin D 50.000 IU + 500 mg Magnesium + 3 mg Melatonin

Datum	Einnahme von
	Vitamin D 50.000 IU + 500 mg Magnesium + 3 mg Melatonin
	Vitamin D 50.000 IU + 500 mg Magnesium + 3 mg Melatonin
	Vitamin D 50.000 IU + 500 mg Magnesium + 3 mg Melatonin
	Vitamin D 50.000 IU + 500 mg Magnesium + 3 mg Melatonin
Woche 3	Vitamin D 50.000 IU + 500 mg Magnesium + 3 mg Melatonin + 1,83 mg Jod
	Vitamin D 50.000 IU + 500 mg Magnesium + 3 mg Melatonin
	Vitamin D 50.000 IU + 500 mg Magnesium + 3 mg Melatonin
	Vitamin D 50.000 IU + 500 mg Magnesium + 3 mg Melatonin + 1,83 mg Jod
	Vitamin D 50.000 IU + 500 mg Magnesium + 3 mg Melatonin
	Vitamin D 50.000 IU + 500 mg Magnesium + 3 mg Melatonin
	Vitamin D 50.000 IU + 500 mg Magnesium + 3 mg Melatonin

Datum	Einnahme von
Woche 4	Vitamin D 50.000 IU + 500 mg Magnesium + 3 mg Melatonin + 1,83 mg Jod
	Vitamin D 50.000 IU + 500 mg Magnesium + 3 mg Melatonin
	Vitamin D 50.000 IU + 500 mg Magnesium + 3 mg Melatonin
	Vitamin D 50.000 IU + 500 mg Magnesium + 3 mg Melatonin + 1,83 mg Jod
	Vitamin D 50.000 IU + 500 mg Magnesium + 3 mg Melatonin
	Vitamin D 50.000 IU + 500 mg Magnesium + 3 mg Melatonin
	Vitamin D 50.000 IU + 500 mg Magnesium + 3 mg Melatonin
Woche 5	Vitamin D <u>20.000</u> IU + 500 mg Magnesium + 3 mg Melatonin + 1,83 mg Jod
	Vitamin D 20.000 IU + 500 mg Magnesium + 3 mg Melatonin
	Vitamin D 20.000 IU + 500 mg Magnesium + 3 mg Melatonin + 1,83 mg Jod
	Vitamin D 20.000 IU + 500 mg Magnesium + 3 mg Melatonin

Datum	Einnahme von
	Vitamin D 20.000 IU + 500 mg Magnesium + 3 mg Melatonin + 1,83 mg Jod
	Vitamin D 20.000 IU + 500 mg Magnesium + 3 mg Melatonin
	Vitamin D 20.000 IU + 500 mg Magnesium + 3 mg Melatonin
Woche 6 +7	<u>1 Gramm Fischöl täglich hinzugefügt</u> + Jod erhöht auf: jeden zweiten Tag 1 Tropfen = 1,83 mg
	Nimm 4 Tage lang KEIN Vitamin D ein und lasse den üblichen kostenlosen Checkup-Bluttest beim Arzt machen. Bestelle zusätzlich den <u>Vitamin-D-Test</u> für etwa 30.-Euro.
Woche 8 9 10 11	falls Vitamin-D-Spiegel über 120 ng/ml: tägliche Vitamin-Dosierung etwas senken falls Vitamin-D-Spiegel unter 120 ng/ml: tägliche Vitamin-Dosierung etwas erhöhen

Datum	Einnahme von
Woche 12 13 14 15	Vitamin D 20.000 IU + Fischöl 1 Gramm + Magnesium 500 mg + Melatonin 3 mg Jod erhöht auf: jeden Tag 1 Tropfen = 1,83 mg
Woche 16 17 18 19	Vitamin D 20.000 IU + Fischöl 1 Gramm + Magnesium 500 mg + Melatonin 3 mg Jod erhöht auf: einen Tag 1 Tropfen = 1,83 mg und jeden zweiten Tag 2 Tropfen= 3,66 mg
Woche 20 21 22 23	Vitamin D 20.000 IU + Fischöl 1 Gramm + Magnesium 500 mg + Melatonin 3 mg Jod erhöht auf: jeden Tag 2 Tropfen = 3,66 mg
	Termin beim Internisten ausmachen
	Falls Schilddrüse noch nicht ok ist, Jod er- höhen auf: jeden Tag 3 Tropfen = 5,49 mg Falls Schilddrüse inzwischen ok ist, Jod wie zuvor: jeden Tag 2 Tropfen = 3,66 mg
	Schilddrüsen-Kontrolle alle 6 bis 12 Monate wiederholen

EINKAUFSMÖGLICHKEITEN FÜR

VITAMIN D

Je nachdem, was dir persönlich besser zusagt, kannst du wählen zwischen Öltropfen, winzig kleinen Tabletten, teilbaren Tabletten, Pulver und es gibt Vitamin D sogar als Hautcreme.

Selbst das preis-günstigste aller verfügbaren Produkte wurde ausführlich getestet und ist zuverlässig wirksam.

Die Inhaltsmengen von Vitamin-D pro Tablette variieren. Es gibt Vitamin-D mit diesen Inhalts-Mengen pro Tablette zu kaufen:

1000 IU, 3000 IU, 5000 IU, 8000 IU, 10.000 IU, 20.000 IU und 50.000 IU.

Innerhalb Deutschlands bekommt man im Supermarkt leider nur die passende Menge für ein 3,5-Kg-Baby mit 400 IU pro Tablette. Eine Online-Bestellung ist somit der einzig gangbare Weg, um an Vitamin-D heranzukommen.

Die Mengenangabe IU oder IE bedeutet genau das selbe. IU bedeutet »international Units« und IE bedeutet »internationale Einheiten«.

Manchmal wird der Vitamin-D-Gehalt in Mikrogramm angegeben. Das Umrechnen geht so: Mikrogramm mal 20 = IU / IE

Beachte bei Vitamin D als Tropfen: In ein Getränk getropft kann es sein, dass der eine wirksame Tropfen am Glasrand hängen bleibt. Tropfe deswegen direkt in deinen Mund oder auf etwas Essbares.

MAGNESIUM

Die passende Magnesium-Dosierung für ältere Menschen ist keinesfalls mit 400 mg täglich zu gewährleisten. Täglich 500 mg Magnesium ist eine Minimaldosierung.

Drei mal täglich 500 mg Magnesium sind ideal für Gesunde. Für Kranke, Saunagänger, Sportler, Alkoholkonsumenten, Drogensüchtige und Gestresste darf die tägliche Menge sogar verdoppelt werden auf bis zu drei mal täglich 1000 mg.

Magnesium hat eine besondere Eigenart: je öfter kleine Mengen eingenommen werden, desto mehr kann vom Körper angenommen werden. Deswegen wirkt eine große Menge auf einmal eingenommen weniger, als wenn kleine Mengen über den Tag verteilt eingenommen werden. Deswegen gibt es Kapseln mit 150 mg Magnesium, die man fünf mal pro Tag einnehmen soll.

Mir persönlich ist das lästig, weil ich ohnehin schon genügend Tabletten in meinem Organizer zu verwalten und einzunehmen habe. Deswegen habe ich für mich eine andere Lösung entwickelt.

Ich gebe jeden Morgen mein Magnesium als Pulver in eine Flasche Sprudelwasser und trinke es über den Tag verteilt aus.

Ich verwende Tri-Magnesium-Di-Citrat als Pulver. Es greift weder Zähne noch Magen an, wird optimal aufgenommen und schmeckt in reichlich Wasser aufgelöst fast nach nichts. In kalte Getränke eingerührt bemerkt man es gar nicht.

TriMagnesiumDiCitrat als Pulver bekommst du zum Beispiel bei «syglabs.de».

OMEGA 3

Fischöl-Kapseln enthalten verschiedene Mengen der beiden Fettsäuren EPA und DHA. Wieviel Gramm wovon ist nicht von Bedeutung. Wichtig ist, dass die Summe der beiden Fettsäuren EPA und DHA zusammen die richtige Menge aufweist. Pro Gramm Fischöl sollten EPA plus DHA zusammen etwa 600 mg ergeben.

Krillöl scheint in geringeren Mengen die gleiche Wirkung zu haben wie Fischöl. Die Forschung für Krillöl hat gerade erst begonnen, weshalb von Wissenschaftlern zur richtigen Dosierung noch keine Aussagen gemacht wurden.

<u>Gegenanzeigen:</u>

Fischöl solltest du NICHT einnehmen:

- zusammen mit Bluthochdruck-Medikamenten

- zusammen mit Blutverdünnern wie Aspirin/War-
farin

- bei Meeresfrüchte-Allergie

- bei Lebererkrankungen

- bei AIDS

Für Vegetarier ist es kaum möglich, genügend Omega3 durchs Essen zu bekommen. Zum Beispiel: Um zwei Gramm Fischöl durch Leinöl zu ersetzen, bräuchtest du 10 EL Leinöl. Für Vegetarier gibt es eine wunderbare Lösung: die Fettsäure DHA hergestellt aus Algen.

Für alle anderen ist Fischöl die bessere Wahl, weil es zusätzlich entzündungshemmend wirkt und somit das natürliche Altern verlangsamt.

Die richtige Dosierung für Fischöl pro Tag ist:

- Minimum zur Gesundheitserhaltung 1 Gramm

- Minimum zum Abnehmen 2 Gramm

- für Schwangere 3 Gramm

- fürs Anti-Aging 4 Gramm

- bei Krebskranken 5 Gramm

- bei Kraftsport 4 bis 6 Gramm

- bei niedrigem Serotonin-Spiegel 6 bis 10 Gramm

Mehr als 10 Gramm Fischöl täglich werden nicht empfohlen.

MELATONIN

Innerhalb von Europa bieten die meisten Firmen Melatonin in zu geringer Dosierung an: 0, 5mg oder 1 mg ist zu wenig für Menschen ab 40 Jahren. Trotzdem findet man innerhalb der EU auch Melatonin mit 3 mg zu bestellen, zum Beispiel hier: »vitamarket.net"

Sehr preisgünstig ist Melatonin, wenn es aus den USA importiert wird, zum Beispiel hier: »pipingrock.com"

JOD

Jod-Tropfen gibt es online auch in Europa zu kaufen. Helene - siehe Ende des Buches - hat diese Jod-Tropfen aus den USA verwendet:

https://www.pureformulas.com/iosol-iodine-formula-ii-1-fl-oz-30-ml-by-tpcs.html

AUGENVITAMINE

Das höchst-wirksame Augenvitamin habe ich hier gefunden. *https://www.lifeextensioneurope.de/macu-guard-ocular-support-with-astaxanthin*

Zur Beseitigung und Verhinderung von Arteriosklerose gehört zum Anti-Aging üblicherweise auch die Einnahme von Vitamin K. Der Einfachheit halber empfehle ich deswegen dieses Produkt, welches die höchst-wirksamen Augenvitamine gleich zusammen mit der idealen Menge an Vitamin K in einer Kapsel kombiniert:

https://www.lifeextensioneurope.de/once-daily-health-booster-60-gels

<u>Aber Achtung</u>:

Menschen, die Blutverdünner einnehmen, vertragen Vitamin K nicht, und dürfen es in dieser normalen Dosierung NICHT anwenden!

DHEA

Es ist in Europa verboten, DHEA außerhalb der EU einzukaufen. Es kann passieren, dass der Zoll deine Ware vernichtet und dir eine Strafe androht. Falls du betroffen sein solltest: Wer in der Vergangenheit einen Bluttest vorlegen konnte, der einen DHEA-Mangel aufzeigte, kam straffrei davon.

Der sichere Weg für deine DHEA-Bestellung ist innerhalb der EU, zum Beispiel bei "vitamarket.net" oder bei »bono.de«.

Preisgünstigere DHEA-Produkte findest du hier bei Direktimporteuren aus den USA, zum Beispiel bei »de.iherb.com" oder »pipingrock.com«.

Falls dir eine Online-Bestellung zu umständlich sein sollte: Es gibt DHEA in jeder deutschen Apotheke. Dafür können Sie von deinem Hausarzt ein Privatrezept ausstellen lassen. Es kostet auf diesem Weg circa 70.- Euro für 180 Stück.

EIN AUSBLICK IN DIE ZUKUNFT

Neue Erkenntnisse zur altersbedingten Makuladegeneration AMD lassen hoffen, dass es irgendwann ein Heilmittel geben könnte.

Im Labor wurden menschliche Netzhäute nachgebildet. Die Experimente brachten neue Erkenntnisse und das zur Heilung eingesetzte Schlangengift zeigte eine positive Wirkung.

Hier ist die Nachricht in verständlicher Form veröffentlicht worden: *https://www.bionity.- com/de/ news/1178744/neuer-potentieller-me- chanismus-fuer- sehverlust-entdeckt.html*

Und hier wird die Originalstudie umfangreich erklärt: *https://www.nature.com/articles/ s41467-022-33848-y*

NACHWORT

Herzlichen Dank, dass Sie sich die Zeit genommen haben, dieses Buch zu lesen. Es freut uns sehr, dass Sie sich aktiv um Ihre Augengesundheit kümmern möchten.

Wir hoffen, dass die hier präsentierten Informationen und Ratschläge Ihnen helfen, Ihre Sehfähigkeit zu erhalten und das Fortschreiten der altersbedingten Makuladegeneration zu verlangsamen oder gar zu verhindern. Denken Sie daran, dass jede kleine Veränderung in Ihrem Lebensstil und Ihrer Ernährung einen großen Unterschied machen kann.

Bitte zögern Sie nicht, bei weiteren Fragen oder Anliegen professionelle medizinische Hilfe in Anspruch zu nehmen. Dieser Ratgeber dient als Ergänzung zu ärztlichem Rat und ist keinesfalls als Ersatz für medizinische Behandlungen gedacht.

Wir laden Sie ein, auch unsere weiteren Bücher aus der Buchreihe »Selbst Behandeln« zu entdecken. Besuchen Sie unsere Webseite unter:

www.kathrindreusickebooks.com

Möchten Sie noch mehr erfahren? Dann lesen Sie unser Buch

»Ohne Nahrungsergänzungsmittel fehlt dir was«

Band 6 aus der Buchreihe »Selbst Behandeln« von Kathrin Dreusicke.

In diesem Buch wird detailliert erklärt, welche Wirkung jedes einzelne Vitamin hat und wie es als Präventivmedizin wirksam dosiert und kombiniert werden kann, insbesondere für Menschen unter 40 Jahren.

Wir wünschen Ihnen viel Erfolg und Gesundheit auf Ihrem Weg und hoffen, dass unsere Ratgeber Ihnen wertvolle Unterstützung bieten.

Herzliche Grüße,

Ihr Team von Kathrin Dreusicke Books

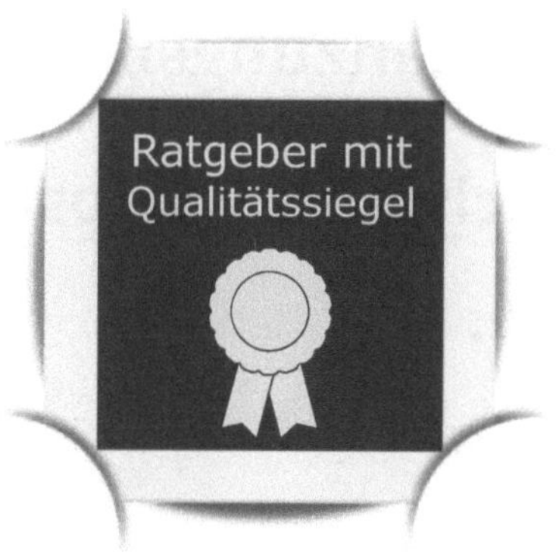

NOTIZEN

47

NOTIZEN

48

NOTIZEN

49

BEHANDLUNGSPLAN 1

	Datum	Einnahme von
Tag 1		
Tag 2		
Tag 3		
Tag 4		
Tag 5		
Tag 6		
Tag 7		
		Einkaufen:
		ab nächster Woche neu:

BEHANDLUNGSPLAN 2

	Datum	Einnahme von
Tag 1		
Tag 2		
Tag 3		
Tag 4		
Tag 5		
Tag 6		
Tag 7		
		Einkaufen:
		ab nächster Woche neu:

BEHANDLUNGSPLAN 3

52

	Datum	Einnahme von
Tag 1		
Tag 2		
Tag 3		
Tag 4		
Tag 5		
Tag 6		
Tag 7		
		Einkaufen:
		ab nächster Woche neu:

BEHANDLUNGSPLAN 4

	Datum	Einnahme von
Tag 1		
Tag 2		
Tag 3		
Tag 4		
Tag 5		
Tag 6		
Tag 7		
		Einkaufen:
		ab nächster Woche neu:

BEHANDLUNGSPLAN 5

	Datum	Einnahme von
Tag 1		
Tag 2		
Tag 3		
Tag 4		
Tag 5		
Tag 6		
Tag 7		
		Einkaufen:
		ab nächster Woche neu:

BEHANDLUNGSPLAN 6

	Datum	Einnahme von
Tag 1		
Tag 2		
Tag 3		
Tag 4		
Tag 5		
Tag 6		
Tag 7		
		Einkaufen:
		ab nächster Woche neu:

BEHANDLUNGSPLAN 7

	Datum	Einnahme von
Tag 1		
Tag 2		
Tag 3		
Tag 4		
Tag 5		
Tag 6		
Tag 7		
		Einkaufen:
		ab nächster Woche neu:

BEHANDLUNGSPLAN 8

	Datum	Einnahme von
Tag 1		
Tag 2		
Tag 3		
Tag 4		
Tag 5		
Tag 6		
Tag 7		
		Einkaufen:
		ab nächster Woche weiter mit Be-hanglungsplan Nummer _______

Impressum

© 2024 Kathrin Dreusicke

Alle Rechte vorbehalten.

Verlag: BoD • Books on Demand GmbH, In de Tarpen 42, 22848 Norderstedt

Druck: Libri Plureos GmbH, Friedensallee 273, 22763 Hamburg

ISBN: 978-3-7597-7041-7

Bibliografische Information der Deutschen Nationalbibliothek: Die Deutsche Nationalbibliothek verzeichnet diese Publikation in der Deutschen Nationalbibliografie; detaillierte bibliografische Daten sind im Internet über dnb.dnb.de abrufbar.